Traitements Naturels

pours

Maladies Cardiaques

à l'aide d'herbes médicinales alcalines, de régimes, & physiothérapie aérobie qui stimule l'immunité naturelle et prévient les infections

Esther Gbemy

Droits D'auteur © 2023

Contenu

Aperçu

Le cœur est un organe musculaire qui aspire le sang désoxygéné de toutes les zones du corps, le transporte vers les poumons pour éliminer le dioxyde de carbone du sang et ensuite ajouter de l'oxygène au sang en respirant de l'air frais dans les environs. Après quoi, le sang est transporté des poumons vers le cœur et le distribue à toutes les parties du corps.

Le cœur est situé juste sous le sternum, ou sternum, qui rejoint vos côtes au centre. Il pèse environ 300 grammes (une demi-livre) et a à peu près la taille de votre poing.

Le cœur d'un adulte bat entre 60 et 80 fois par minute, mais le cœur d'un nouveau-né bat entre 70 et 190 fois par minute, ce qui est plus rapide que le cœur d'un adulte.

Le péricarde renferme le cœur, qui a une forme légèrement conique. Avec un tiers à droite et deux tiers à gauche de la ligne médiane, il est positionné en arrière du corps du sternum. Le cœur pèse 310g (pour les hommes) et 255g (pour les femmes).

Le centre de la poitrine est l'endroit où se trouve le cœur et il se penche légèrement vers la gauche. Le sang est pompé dans toutes les régions du corps à chaque battement de cœur. Chaque jour, votre cœur bat environ 100 000 fois, soit environ 3 milliards de battements au cours d'une vie.

Tout ce qui est inférieur à cela provoque des problèmes cardiaques, qui sont considérés comme des maladies cardiaques. Les maladies cardiaques sont le principal facteur de décès dans le monde. Les maladies cardiaques sous toutes leurs formes sont une question cruciale de vie ou de mort. Au lieu d'être une seule maladie, c'est un ensemble de maladies et de traumatismes du système cardiovasculaire (le cœur et les vaisseaux sanguins).

Partout dans le monde, les maladies cardiovasculaires (MCV) sont un facteur clé d'invalidité et de mortalité précoce. L'athérosclérose est la maladie sous-jacente, qui met des années à se développer et est souvent avancée au moment où les symptômes apparaissent, généralement à l'âge moyen. Les crises cardiaques et les accidents vasculaires cérébraux sont tous deux des épisodes cérébrovasculaires aigus inattendus qui entraînent généralement la mort avant que des soins médicaux puissent être offerts.

Tant chez les personnes atteintes d'une maladie cardiovasculaire préexistante que chez celles qui présentent un risque cardiovasculaire élevé en raison d'un ou de plusieurs facteurs de risque, la réduction des facteurs de risque peut réduire les événements cliniques et la mortalité prématurée. Le plus souvent, il s'agit d'affections affectant le cœur et les artères sanguines du cœur et du cerveau.

Un cardiologue de premier plan affirme qu'au moment où une personne a 35 ans, la majorité des personnes qui développeront une forme de maladie cardiovasculaire (MCV) en sont déjà aux premiers stades. Les maladies cardiovasculaires (MCV) affectent généralement les personnes âgées (l'incidence augmentant fortement après la tranche d'âge de 30 à 44 ans).

Les maladies cardiaques peuvent être prévenues et inversées en grande partie par des changements de régime alimentaire et de mode de vie, et plusieurs herbes et suppléments peuvent aider à la fois à réduire vos risques de développer une maladie cardiaque et à guérir les problèmes existants.

La principale cause de la plupart des maladies cardiaques, l'athérosclérose, peut être combattue grâce à l'utilisation d'un certain nombre d'herbes et de vitamines. La plaque s'accumule dans vos artères à cause de l'athérosclérose, empêchant le sang riche en oxygène d'atteindre votre cœur et d'autres organes. Cela pourrait entraîner la mort ou une crise cardiaque.

Les facteurs qui causent les maladies cardiaques comprennent : l'hypertension artérielle, le tabagisme ou l'exposition à la fumée secondaire, le diabète, l'hypercholestérolémie... et plus encore.

Il existe différentes méthodes traditionnelles utilisées dans le traitement des problèmes cardiaques, car il existe différents types de problèmes cardiaques ayant des causes différentes.

Au cours de la rédaction de ce livre, je vous montrerai différentes méthodes telles que l'utilisation d'herbes alcalines thérapeutiques, l'emploi de la physiothérapie, en particulier pour les patients victimes d'un AVC et la consommation de régimes curatifs contenant une quantité réduite de matières grasses, de cholestérol et d'acide.

Je suis sûr que vous apprécierez chaque instant de ce livre.

Chapitre Un

Le Cœur Humain

Le cœur est un organe musculaire qui aspire le sang désoxygéné de toutes les zones du corps, le transporte vers les poumons pour l'oxygénation, puis expulse l'oxygène et le dioxyde de carbone. Le sang est ensuite transporté des poumons et distribué dans toutes les parties du corps.

Le cœur est un muscle situé juste sous le sternum, ou sternum, qui relie vos côtes. Il pèse environ 300 grammes (une demi-livre) et a à peu près la taille de votre poing.

Le cœur d'un adulte bat entre 60 et 80 fois par minute, mais le cœur d'un nouveau-né bat entre 70 et 190 fois par minute, ce qui est plus rapide que le cœur d'un adulte.

Le sang se rend dans vos poumons, où il absorbe l'oxygène, après avoir quitté le côté droit du cœur. Une fois de retour dans votre cœur, le sang riche en oxygène circule dans un système d'artères jusqu'aux organes du corps.

Les veines ramènent le sang vers votre cœur, où il est ensuite repoussé vers vos poumons. La circulation est le terme pour cette action.

Les artères coronaires, un réseau de vaisseaux sanguins à la surface du cœur, fournissent au cœur son propre approvisionnement en sang.

Le péricarde renferme le cœur, qui a une forme légèrement conique. Avec un tiers à droite et deux tiers à gauche de la ligne médiane, il est positionné en arrière du corps du sternum. Le cœur pèse 310 g (pour les hommes) et 255 g (pour les femmes).

Le poumon gauche et la plèvre sont situés en avant, ainsi que le corps du sternum et les cartilages costaux environnants (apex).

L'œsophage, l'aorte thoracique descendante, les veines azygos, hemiazygos et le canal thoracique sont situés en arrière.

Les couches des murs du Cœur

Le péricarde renferme trois couches de la paroi cardiaque :

- La couche viscérale du péricarde séreux forme l'épicarde, la couche externe de la paroi cardiaque.

- Myocarde - le système conducteur et le tissu excitable se trouvent dans cette couche médiane musculaire de la paroi cardiaque.

- L'endocarde - la couche centrale circonférentielle la couche intracardiaque.

Plus précisément, les couches sous-épicardique et sous-endocardique constituent la majorité du tissu cardiaque restant.

La Structure du Cœur en Bref

Les côtés droit et gauche du cœur sont séparés par des cloisons et une constriction divise chaque moitié de l'organe en deux chambres ; la cavité supérieure est connue sous le nom d'oreillette et la cavité inférieure sous le nom de ventricule.

Par conséquent, le cœur a quatre chambres :

- L'oreillette droite.

- L'oreillette gauche.

- Le ventricule droit.

- Le ventricule gauche.

La séquence dans laquelle les quatre chambres et les quatre valves sont rencontrées par le sang lors de son passage dans le cœur est celle à retenir :

L'oreillette droite reçoit en retour le sang veineux du corps. Le sang est pompé de l'oreillette droite vers le ventricule droit via la valve tricuspide.

Le sang est pompé du ventricule droit dans l'artère pulmonaire, puis via la valve semi-lunaire pulmonaire vers les poumons, où il est oxygéné.

Les quatre veines pulmonaires ramènent le sang des poumons dans l'oreillette gauche. Le sang est pompé de l'oreillette gauche dans le ventricule gauche via la valve bicuspide (mitrale).

Les Valves Cardiaques

Quatre valves cardiaques sont présentes. Ceux-ci inclus:

- Valve pulmonaire : Le ventricule droit et l'artère pulmonaire sont séparés par la valve pulmonaire. Il permet au sang de circuler du ventricule droit vers l'artère pulmonaire puis vers les poumons en une seule voie.

- L'aorte : Elle est située entre le ventricule gauche et l'aorte. Il s'ouvre pour laisser le sang s'écouler du ventricule gauche vers l'aorte en un seul passage.

- Le mitral : Il est situé entre l'oreillette gauche et le ventricule gauche. Il permet au sang d'aller normalement de l'oreillette au ventricule en un seul passage.

- La valve tricuspide : elle assure une bonne circulation sanguine. Les vannes ne s'ouvrent que dans un sens si nécessaire. Les vannes doivent s'ouvrir complètement et se sceller solidement pour éviter les fuites. L'oreillette droite et le ventricule droit sont séparés par la valve tricuspide. Il permet au sang de passer de l'oreillette droite au ventricule droit en une seule voie.

Comment Fonctionne le Cœur ?

Connaître le fonctionnement du cœur peut être utile pour comprendre les causes des maladies cardiaques.

- Il y a deux cavités supérieures (oreillettes) et deux cavités inférieures dans le cœur (ventricules).

- Les veines sanguines du côté droit du cœur transportent le sang vers les poumons (artères pulmonaires).

- Le sang absorbe l'oxygène dans les poumons avant de retourner vers le côté gauche du cœur via les veines pulmonaires.

- Le sang est ensuite pompé du côté gauche du cœur vers le reste du corps par l'aorte.

Comment le Cœur Bat-il ?

Un cœur qui bat constamment passe par la contraction et la relaxation.

Les ventricules, les cavités inférieures du cœur, se contractent étroitement pendant la systole. Le sang est poussé vers les poumons et le reste du corps par ce mouvement.

Le sang des cavités supérieures du cœur remplit les ventricules pendant la diastole (oreillettes).

Le système électrique du Coeur

Les circuits électriques du cœur le font battre. L'échange constant de sang riche en oxygène avec du sang pauvre en oxygène est géré par le rythme cardiaque. Vous êtes maintenu en vie par cette transaction.

Les cavités cardiaques inférieures reçoivent les impulsions via des canaux spécifiques (ventricules). Il commande au cœur de battre.

Présentation des Maladies Cardiovasculaires

Les maladies cardiovasculaires (MCV) sont un problème grave et mortel car elles sont la principale cause de décès dans le monde. Le système cardiovasculaire est affecté par un certain nombre de maladies et de blessures appelées MCV (cœur et vaisseaux sanguins).

Le plus souvent, il s'agit d'affections affectant le cœur et les artères sanguines du cœur et du cerveau. Bien qu'un cardiologue de renom affirme qu'à l'âge de 35 ans la majorité des personnes qui développeront un type de maladie cardiovasculaire présentent déjà les premiers stades de la maladie, il est vrai qu'elle touche généralement les personnes âgées. (avec une incidence en forte augmentation après le groupe d'âge 30-44 ans).

L'athérosclérose, une accumulation de dépôts graisseux dans les artères et un risque plus élevé de caillots sanguins y sont généralement associés.

Il peut également être lié à des lésions artérielles dans plusieurs organes, notamment les reins, les yeux, le cœur, le cerveau et le cœur.

L'une des principales causes de décès et d'invalidité au Royaume-Uni est la maladie cardiovasculaire, mais elle est souvent évitable de manière significative en adoptant un mode de vie sain.

Le flux sanguin vers le cœur, le cerveau ou d'autres parties du corps peut être limité par des artères sanguines qui se sont resserrées ou obstruées à la suite d'une maladie cardiovasculaire.

Symptômes de la Maladie Cardiovasculaire

Les symptômes des maladies cardiovasculaires sont :

- Maladie coronarienne, qui affecte les principaux canaux sanguins qui alimentent le cœur en sang, en oxygène et en nutriments

- Maladie cérébrovasculaire, une condition qui affecte les artères sanguines qui irriguent le cerveau.

- Maladie artérielle périphérique : Une maladie qui affecte les artères sanguines qui irriguent les bras et les jambes.

- Cardiopathie rhumatismale : La fièvre rhumatismale, causée par une infection par des bactéries streptococciques, endommage le muscle cardiaque et les valves cardiaques.

- Cardiopathie congénitale ou anomalies congénitales du cœur.

- Embolies pulmonaires : caillots sanguins qui prennent naissance dans les veines des jambes et peuvent se déloger et se déplacer vers le cœur et les poumons.

Les crises cardiaques et les accidents vasculaires cérébraux sont des maladies médicales graves principalement causées par un blocage qui empêche le sang d'atteindre le cœur ou le cerveau.

L'accumulation de dépôts graisseux sur les parois internes des artères sanguines qui alimentent le cœur ou le cerveau est la cause la plus fréquente de cette obstruction. Les accidents vasculaires cérébraux peuvent également résulter de caillots sanguins ou d'un saignement d'un vaisseau sanguin dans le cerveau.

Dans de nombreux cas, il n'y a aucun symptôme ou indicateur d'alerte indiquant qu'une personne est atteinte d'une maladie cardiovasculaire.

- Le premier signe ou symptôme de la maladie peut être une crise cardiaque ou un accident vasculaire cérébral.
- Douleur thoracique ou inconfort au milieu.
- Répulsion.
- Sensation de vertige ou d'évanouissement.

- L'inconfort au dos ou à la mâchoire, les nausées, les vomissements et l'essoufflement sont plus fréquents chez les femmes.

- Douleur ou inconfort au bras, à l'épaule gauche, au coude, à la mâchoire ou au dos.

- Le patient peut avoir des difficultés à respirer ou se sentir essoufflé.

- Sueur.

Chapitre Deux

Types de Maladies Cardiaques

Comme établi précédemment, les troubles cardiovasculaires constituent collectivement le terme "MCV".

Ceux-ci comprennent l'anévrisme et la dissection de l'aorte, la thrombose veineuse profonde, les cardiopathies rhumatismales, les cardiopathies congénitales, l'angine de poitrine, les accidents vasculaires cérébraux, les maladies coronariennes et d'autres affections cardiovasculaires moins répandues.

AVC/Attaque Ischémique Trasciente (AIT)

Lorsqu'une partie de l'approvisionnement en sang du cerveau est coupée, un accident vasculaire cérébral se produit, ce qui peut entraîner la mort ou de graves lésions cérébrales.

Semblable à un accident vasculaire cérébral, un accident ischémique transitoire (également connu sous le nom d'AIT ou «mini-AVC») provoque une brève interruption de l'apport sanguin au cerveau.

La zone du cerveau alimentée par une artère bloquée ou éclatée n'est plus en mesure de recevoir l'oxygène apporté par le sang ; en conséquence, les cellules cérébrales subissent des dommages ou meurent (se nécrosent), réduisant cette zone de la fonctionnalité du cerveau. Si un accident vasculaire cérébral n'est pas immédiatement détecté et traité, il peut entraîner la mort ou des lésions cérébrales durables.

Les AVC ischémiques et hémorragiques se divisent en deux groupes principaux. L'ischémie peut résulter d'une hypoperfusion systémique, d'une thrombose (coagulation) ou d'une embolie (caillot ou blocage provenant d'ailleurs dans le corps) (réduction du flux sanguin vers toutes les parties du corps).

Les hémorragies sous-arachnoïdiennes ou intracérébrales sont deux causes d'hémorragie. Les AVC ischémiques représentent 80 % des cas.

Les Principaux Signes et Symptômes

Les principaux symptômes d'un AVC sont :

Visage : les lèvres ou l'œil de la personne peuvent être tombés, son visage peut s'être affaissé d'un côté ou elle peut ne pas être capable de sourire.

Bras : en raison d'une faiblesse ou d'un engourdissement d'un bras, la personne peut ne pas être en mesure d'élever les deux bras et de les y maintenir.

Discours : Ils peuvent être incapables de parler du tout, avoir un discours mal articulé ou confus, ou avoir du mal à comprendre ce que vous leur communiquez.

D'autres symptômes incluent:

- Un mal de tête atroce sans explication apparente.
- Perte de conscience ou évanouissement.
- Engourdissement, souvent d'un côté du corps, au visage, au bras ou à la jambe.
- Faiblesse du visage, des bras ou des jambes qui survient soudainement, le plus souvent d'un côté du corps.
- Difficulté à utiliser un ou les deux yeux pour voir.
- Difficulté à marcher, étourdissements, perte d'équilibre ou manque de coordination.

Qu'est-ce qui cause l'AVC ?

Comme tous les organes, le cerveau dépend de l'apport sanguin de nutriments et d'oxygène pour fonctionner efficacement. Les cellules cérébrales commencent à mourir si l'approvisionnement en sang est réduit ou interrompu.

Cela peut entraîner des lésions cérébrales, une incapacité ou même la mort.

Les AVC ont deux causes fondamentales :

Ischémique : 85% des cas sont ischémiques, dans lesquels le flux sanguin est interrompu par un caillot sanguin.

Hémorragique : c'est quand une artère sanguine du cerveau qui est faible éclate.

Quelles sont les causes de l'attaque ischémique transitoire (AIT) ?

L'une des artères sanguines qui transportent le sang riche en oxygène vers votre cerveau se bloque pendant un AIT.

Bien que des bulles d'air ou des particules de matière grasse puissent potentiellement causer cette obstruction, la cause la plus fréquente est un caillot sanguin qui s'est développé ailleurs dans votre corps et s'est déplacé vers les veines sanguines alimentant le cerveau.

Votre risque de contracter un AIT peut être augmenté par certains facteurs, tels que :

- Diabétique.

- Fumer.

- Hypertension artérielle (hypertension).

- Rythme cardiaque irrégulier fréquent.

- Obésité.

- Niveaux élevés de cholestérol

- Consommer d'énormes quantités d'alcool.

Les conditions qui augmentent le risque d'avoir un AVC sont :

- Taux de cholestérol élevé.

- Hypertension artérielle.

- Diabète.

- Battements de cœur irréguliers.

Thrombose Veineuse Profonde

Un caillot sanguin (thrombus) qui se forme dans une veine profonde, généralement dans la partie inférieure de la jambe, est connu sous le nom de thrombose veineuse profonde. L'inconfort des jambes et ses conséquences probables sont deux effets de la thrombose veineuse profonde.

Au Royaume-Uni, 1 à 3 personnes sur 1000 souffrent de thrombose veineuse profonde. Bien qu'elle puisse survenir n'importe où, y compris le bras, une thrombose veineuse profonde prend souvent naissance dans une veine profonde de la jambe.

Les muscles sont tout autour des veines profondes, qui traversent le milieu de la jambe. Les caillots sanguins qui se développent dans un ensemble distinct de veines sous la peau (appelées veines superficielles) sont différents de la thrombose veineuse profonde. Ces caillots sanguins moins dangereux sont appelés thrombophlébites superficielles.

Bien que la thrombose veineuse profonde entraîne rarement d'autres problèmes, l'embolie pulmonaire (EP) et le syndrome post-thrombotique sont deux effets secondaires possibles. L'embolie pulmonaire se produit lorsqu'un fragment du caillot sanguin se sépare, se déplace dans la circulation et se coince dans les poumons, bloquant le flux sanguin.

Cela peut se produire des heures, des jours ou même plus longtemps après la formation du caillot dans les veines de la jambe. L'essoufflement et l'inconfort thoracique sont des effets secondaires possibles.

Une thrombose veineuse profonde peut endommager les valvules d'une veine, provoquant une accumulation de sang dans la partie inférieure de la jambe plutôt que de s'écouler vers le haut, ce qui est connu sous le nom de syndrome post-thrombotique. Des ulcères de jambe, des douleurs et des œdèmes peuvent en résulter.

Maladie coronarienne

L'accumulation de plaques athéromateuses à l'intérieur des parois des artères qui alimentent le myocarde provoque une maladie coronarienne, également connue sous le nom de maladie coronarienne et de maladie cardiaque athéroscléreuse (le muscle du cœur).

La majorité des personnes atteintes de maladie coronarienne ne présentent aucun symptôme ou indication de la maladie pendant des décennies à mesure que la maladie progresse avant les premiers signes et symptômes, qui sont souvent une crise cardiaque «soudaine», qui finissent par apparaître.

Après des décennies de développement, certaines de ces plaques athéromateuses peuvent se rompre et commencer à restreindre le flux sanguin vers le muscle cardiaque tout en activant le mécanisme de coagulation du sang. La maladie est la cause la plus fréquente de décès inattendu.

La maladie coronarienne peut entraîner ce qui suit :

- Angine (douleur thoracique).
- Crise cardiaque.
- Insuffisance cardiaque.

Causes de la Maladie Coronarienne

La condition connue sous le nom de maladie coronarienne est ce qui se produit lorsqu'une accumulation de matières grasses dans les artères coronaires empêche ou interrompt le flux sanguin de votre cœur.

Les parois de vos artères peuvent éventuellement développer des dépôts graisseux sur celles-ci. Les dépôts graisseux sont appelés athérome et le processus est connu sous le nom d'athérosclérose.

Les choix de style de vie comme le tabagisme et la consommation excessive d'alcool sur une base régulière peuvent conduire à l'athérosclérose.

De plus, avoir des maladies comme le diabète, l'hypertension ou l'hypercholestérolémie augmente vos chances de développer une athérosclérose.

Symptômes de la maladie coronarienne

- Essoufflement.
- Mal dans tout le corps.
- Vertiges.
- Se sentir mal (nausées).
- Angine (douleur thoracique).

Cependant, tout le monde ne présente pas les mêmes symptômes et certaines personnes peuvent ne présenter aucun symptôme avant la découverte de la maladie coronarienne.

Maladie Artérielle Périphérique

Lorsque les artères menant aux membres, généralement les jambes, se bouchent, une maladie artérielle périphérique se développe. En règle générale, les dépôts graisseux s'accumulent dans les artères et entravent le flux sanguin vers les jambes. D'autres noms pour cela incluent la maladie vasculaire périphérique.

Cela peut entraîner : une perte de cheveux sur les jambes et les pieds, un engourdissement ou une paralysie des jambes, ou des crampes dans les jambes des douleurs qui s'aggravent lors de la marche et s'améliorent avec le repos des ulcères récurrents des jambes et des pieds (plaies ouvertes).

Causes de la Maladie Artérielle Périphérique

Les causes de la maladie artérielle périphérique sont :

Étant une maladie des vaisseaux sanguins, la maladie artérielle pulmonaire est une sorte de maladie cardiovasculaire (MCV).

Elle est généralement provoquée par une accumulation de dépôts graisseux dans les parois des artères des jambes.

Le cholestérol et d'autres déchets constituent les dépôts graisseux, ou athérome.

Le flux sanguin vers les jambes est entravé par le rétrécissement des artères causé par l'accumulation de dépôts graisseux sur les parois des artères. L'athérosclérose est le nom de ce processus.

Symptômes de la Maladie Vasculaire Périphérique

De nombreuses personnes souffrant de maladies vasculaires périphériques ne présentent aucun symptôme. Lorsqu'elles marchent, certaines personnes ressentent cependant une vive gêne au niveau des jambes qui, dans la plupart des cas, disparaît après une courte période de repos. "Claudication intermittente" est le mot médical pour cette condition.

L'inconfort, qui peut être léger à sévère, disparaît souvent après un court moment lorsque vous reposez vos jambes.

Bien que l'inconfort puisse être plus important dans une jambe, les deux jambes sont souvent atteintes en même temps.

Autres symptômes de la Maladie de l'artère Pulmonaire

D'autres exemples de maladies artérielles pulmonaires sont :

- Engourdissement ou faiblesse des jambes.
- Perte de cheveux sur les jambes et les pieds.
- Ongles faibles et à expansion lente.
- Plaies ouvertes ou ulcères sur les jambes et les pieds qui ne guérissent pas.
- Altérations de la couleur de la peau de vos jambes, comme une teinte bleuâtre ou pâle.
- Peau douce
- Dysfonction érectile chez les hommes.
- Les muscles de vos jambes s'amincissent (s'atrophient).

Les signes de la maladie artérielle pulmonaire apparaissent fréquemment progressivement au fil du temps. Si vos symptômes apparaissent brusquement ou changent d'intensité, cela peut indiquer une condition dangereuse qui doit être traitée une fois.

Angine (Douleur Thoracique)

L'angine, le nom de la douleur liée à une maladie coronarienne très grave, se manifeste généralement par une pression dans la poitrine, une douleur au bras, une douleur à la mâchoire et d'autres types d'inconfort.

Un épisode d'angine sévère, cependant, peut entraîner une sensation perçante d'oppression ou de poids, généralement au milieu de la poitrine, qui peut irradier vers les bras, le cou, le menton, le dos ou l'estomac.

L'inconfort thoracique peut résulter d'un blocage partiel de vos artères coronaires (angine de poitrine). Il peut s'agir d'une sensation légèrement désagréable semblable à une indigestion.

Un épisode d'angine sévère, cependant, peut entraîner une sensation perçante d'oppression ou de poids, généralement au milieu de la poitrine, qui peut irradier vers les bras, le cou, le menton, le dos ou l'estomac.

L'effort physique ou les événements stressants peuvent provoquer une angine de poitrine. La plupart du temps, les symptômes disparaissent en moins de 10 minutes et peuvent être contrôlés par du repos ou une pilule ou un spray de nitrate.

Étant donné que la forme et le degré de l'angine de poitrine varient grandement d'une personne à l'autre, il est préférable d'utiliser le mot inconfort plutôt que douleur pour le décrire. La plupart des gens ne considèrent pas l'angine de poitrine comme douloureuse à moins qu'elle ne soit grave.

Essentiellement, l'angine est un spasme du muscle cardiaque. L'effort physique ou les événements stressants peuvent provoquer une angine de poitrine.

Maladie cardiaque congénitale

La cardiopathie congénitale est une expression générale qui peut faire référence à une variété de malformations cardiaques, dont beaucoup sont des anomalies structurelles et fonctionnelles provoquées par un développement cardiaque incorrect ou perturbé avant la naissance.

Quelques lésions, comme une minuscule communication interventriculaire, peuvent ne jamais causer de problèmes et être compatibles avec une activité physique régulière et une durée de vie normale.

Dans certaines situations, comme la coarctation de l'aorte, les symptômes peuvent ne pas apparaître pendant de nombreuses années. Alors que certaines maladies cardiaques congénitales ne peuvent être gérées qu'avec des médicaments, d'autres nécessitent une ou plusieurs procédures.

Cardiopathie Rhumatismale

Un trouble connu sous le nom de cardiopathie rhumatismale survient lorsque les valves cardiaques sont endommagées par le rhumatisme articulaire aigu, provoqué par une infection streptococcique.

Une affection inflammatoire appelée fièvre rhumatismale peut endommager les tissus conjonctifs du corps, en particulier ceux du cœur, des articulations, du cerveau et de la peau. Le rhumatisme articulaire aigu peut affecter n'importe qui, bien qu'il affecte souvent les enfants âgés de cinq à quinze ans.

La cardiopathie rhumatismale qui en résulte peut être permanente. Au Royaume-Uni, au moins huit nouveau-nés sur 1 000 naissent avec une anomalie cardiaque.

Symptômes de la Maladie Cardiaque Congénitale

- Problèmes respiratoires ou essoufflement.

- Fatigue et manque d'énergie.

- Peau avec une teinte bleue.

- Œdème étendu des extrémités.

- Un rythme cardiaque irrégulier.

Dissection Aortique et Anévrisme

Un anévrisme aortique est un renflement massif de l'aorte en forme de ballon (dissection) provoquant une hémorragie interne.

Chapitre Trois

Les Facteurs de Risque des Maladies Cardiaques

Il existe une variété de facteurs de risque puisque les maladies cardiovasculaires sont un groupe de maladies tellement compliqué. Le fait qu'un grand nombre de facteurs de risque de maladies cardiovasculaires interagissent entre eux est un problème supplémentaire.

Par exemple, l'obésité est un facteur de risque pour le diabète de type II ainsi qu'un facteur de risque majeur pour le développement de maladies cardiovasculaires.

Par conséquent, il est difficile de développer une quelconque formule sommative pour prédire les maladies cardiovasculaires en fonction des facteurs de risque ; la seule chose que l'on puisse dire, c'est que le fait d'avoir plus de facteurs de risque augmente vos chances de développer un type particulier de maladie cardiovasculaire.

Les principaux facteurs de risque des maladies cardiovasculaires sont traités plus en détail ci-dessous.

Fumeur

Le tabagisme multiplie par deux à quatre le risque de développer une maladie coronarienne. Le tabagisme augmente le risque de mortalité cardiaque subite chez les personnes atteintes d'une maladie coronarienne d'environ deux fois par rapport aux non-fumeurs.

Même les non-fumeurs courent un risque accru de maladie cardiaque en raison de l'exposition à la fumée secondaire, selon la British Heart Foundation, qui estime qu'une telle exposition peut augmenter le risque de maladie coronarienne jusqu'à 25 %. Le tabagisme a un impact significatif sur d'autres variables de risque.

Le tabagisme augmente le risque de maladie cardiaque par des voies assez bien comprises. Le principal danger est lié à la plus grande propension des fumeurs à la thrombose, qui peut entraîner un infarctus du myocarde.

L'augmentation de l'athérosclérose, de la pression artérielle, de la fréquence cardiaque, du débit cardiaque et du débit sanguin coronaire sont d'autres processus.

Le tabagisme augmente également les niveaux de monoxyde de carbone dans le corps, qui se lient à l'hémoglobine et réduisent l'apport d'oxygène aux tissus corporels. On estime qu'environ 1 milliard d'hommes et 250 millions de femmes fument chaque jour dans le monde.

Obésité

Même en l'absence de tout facteur de risque supplémentaire, l'obésité, en particulier chez les personnes ayant un excès de graisse autour de la taille, augmente le risque de maladie cardiovasculaire.

La prise de poids fait travailler le cœur plus fort, augmente la tension artérielle, les taux de cholestérol et de triglycérides et diminue les taux de cholestérol HDL (lipoprotéines de haute densité).

L'athérosclérose et le risque d'embolie thrombolytique peuvent tous deux être élevés par toutes ces causes. Le diabète de type II, un autre facteur de risque de maladie cardiovasculaire, est également plus susceptible de se développer en conséquence.

Diabète

La capacité d'un individu à maintenir une glycémie saine est affectée par le diabète. Le diabète de type I et de type II sont les deux variantes de la maladie. Le diabète insulino-dépendant, autre nom du diabète de type I, est provoqué par un manque de production d'insuline dans le corps.

Le type de diabète le plus répandu, le type II, est provoqué soit par une production insuffisante d'insuline par le corps, soit par un mauvais traitement de l'insuline par les cellules.

Grâce à des taux de cholestérol élevés, à l'hypertension et à l'athérosclérose, chacun de ces types peut augmenter le risque de développer une maladie cardiovasculaire. Les maladies cardiaques et la résistance à l'insuline sont liées.

Selon les projections de l'Organisation mondiale de la santé (OMS), il y a plus de 180 millions de diabétiques dans le monde et d'ici 2030, ce nombre devrait plus que doubler.

Hypertension Artérielle

Les maladies du système cardiovasculaire et vasculaire sont toutes deux étroitement associées à l'hypertension artérielle.

Étant donné que le cœur doit travailler plus fort pour pomper le sang, l'hypertension artérielle l'affecte, le faisant épaissir et se raidir; cela peut entraîner des crises cardiaques.

La pression sur les parois du système vasculaire a un impact sur le système circulatoire et peut provoquer des anévrismes et des accidents vasculaires cérébraux.

Une personne sur quatre aux États-Unis a reçu un diagnostic d'hypertension, une diminution par rapport aux années 1980, lorsque l'incidence était de près d'un sur deux. L'hypertension artérielle est un problème majeur dans les pays industrialisés.

Niveaux élevés de Cholestérol à Lipoprotéines de basse Densité

Le cholestérol à lipoprotéines de basse densité augmente principalement le risque de maladie cardiovasculaire en provoquant une augmentation de l'accumulation de plaque graisseuse athérosclérotique dans les vaisseaux sanguins. Contrairement à ce que l'on croyait auparavant, des découvertes récentes indiquent qu'il s'agit d'un processus plus actif, le cholestérol à lipoprotéines de basse densité activant en fait les cellules endothéliales pour exprimer des molécules d'adhésion qui accélèrent l'athérosclérose.

En général, les niveaux de cholestérol ont augmenté dans le monde entier et les estimations indiquent que cette tendance se poursuivra jusqu'en 2030 (fait intéressant, les niveaux devraient baisser en Amérique du Nord et en Europe occidentale).

Facteurs de Risque Supplémentaires pour les Maladies Cardiovasculaires

D'autres facteurs de risque jouent un rôle important dans le développement des maladies cardiovasculaires. La sédentarité, par exemple, est considérée comme un facteur de risque majeur.

En plus de réduire le cholestérol et l'obésité, l'activité physique oblige le cœur et les muscles à travailler plus fort pour faire circuler le sang dans tout le corps.

Un autre facteur de risque est la consommation d'alcool, qui est compliquée car une consommation modérée peut réduire le risque de maladie cardiaque (en raison des polyphénols antioxydants qui empêchent le cholestérol à lipoprotéines de basse densité de s'oxyder), tandis qu'une forte consommation augmente en fait le risque de maladie coronarienne et d'accident vasculaire cérébral (par augmentation de la tension artérielle).

La nutrition est un autre facteur de risque important fréquemment mentionné. Une mauvaise alimentation affecte directement les concentrations de graisse corporelle, ce qui augmente le risque d'hypercholestérolémie et d'obésité, le taux de sucre dans le sang, qui augmente le risque de diabète de type II, et le taux de sel dans le sang, qui augmente le risque d'hypertension artérielle et d'accident vasculaire cérébral.

Problèmes Cardiaques chez les Hommes

En moyenne, les hommes ont une maladie cardiaque une décennie plus tôt que les femmes. La dysfonction érectile est un autre symptôme d'alerte précoce que peu de gens peuvent ignorer. "Les problèmes cardiaques prédisent souvent des difficultés sexuelles."

Positivement, tout facteur de risque qui attire votre attention, y compris la dysfonction érectile, peut conduire à de meilleurs soins préventifs.

Beaucoup de gens croient à tort que la dysfonction érectile est définie comme l'incapacité d'obtenir ou de maintenir une érection suffisamment longtemps pour s'engager dans une activité sexuelle satisfaisante.

En réalité, cependant, la dysfonction érectile est le plus souvent le résultat d'un problème physique plutôt que d'une condition liée à l'âge.

Le fait que le pénis, comme le cœur, soit un organe vasculaire est l'une des principales raisons pour lesquelles la dysfonction érectile est considérée comme un indicateur de la santé cardiovasculaire générale.

Étant donné que les artères du pénis sont considérablement plus petites que celles du cœur, les lésions artérielles se manifestent en premier, parfois des années avant les symptômes de la maladie cardiaque.

Un risque de 80 % d'avoir des problèmes cardiaques dans les 10 ans existe pour les hommes dans la quarantaine qui ont des problèmes d'érection mais aucun autre facteur de risque de maladie cardiovasculaire.

De plus, les faibles niveaux de testostérone sont parfois confondus avec le simple fait d'avoir moins de désir sexuel, mais ils sont également connus pour être associés aux maladies cardiaques et au diabète de type 2. Selon les recherches, un faible taux de testostérone pourrait être considéré comme un facteur de risque métabolique et cardiovasculaire.

Un faible taux de testostérone est fréquemment présent chez les personnes atteintes du syndrome métabolique ou d'obésité abdominale.

Le diabète et le syndrome métabolique sont les deux principaux facteurs de risque de maladie cardiaque, avec une glycémie excessive, des taux de cholestérol anormaux et un excès de graisse abdominale. L'image globale du risque cardiaque n'inclut pas seulement un faible taux de testostérone.

Encore une fois, le stress, la fureur et l'anxiété peuvent réduire le flux sanguin vers le cœur en augmentant la pression artérielle et les niveaux d'hormones de stress. Certains dommages peuvent se manifester immédiatement. Par exemple, votre risque de crise cardiaque est environ cinq fois plus élevé et votre risque d'accident vasculaire cérébral est trois fois plus élevé dans les deux heures suivant une crise de colère.

Au fil du temps, les conséquences d'un stress continu peuvent aggraver et endommager les artères. Les maladies cardiaques sont plus susceptibles d'affecter les hommes, en particulier ceux qui sont désagréables ou irritables. Les problèmes sexuels liés aux maladies cardiaques peuvent exacerber les inquiétudes ou mettre à rude épreuve les relations. Le stress peut également avoir un impact sur le sommeil, ce qui a un impact sur la santé cardiaque.

En matière de santé cardiaque, les variables physiques, émotionnelles et psychologiques sont toutes liées. Les hommes qui souffrent de stress, de tristesse ou d'anxiété persistants doivent obtenir une évaluation de base de tous les facteurs de risque de développer une maladie cardiaque.

Maladie Cardiaque chez les Femmes

Aux États-Unis, la principale cause de mortalité chez les femmes est la maladie cardiovasculaire. Les maladies cardiaques tuent sept fois plus de femmes que le cancer du sein, un fait que beaucoup de femmes ignorent.

En 2018, 300 977 femmes sont décédées d'une maladie cardiaque. Comparativement, 283 721 personnes sont décédées du cancer au total, dont 42 455 du cancer du sein.

Chaque maladie mérite considération, sensibilisation et action. Cependant, vous ne saurez pas que vous devez en savoir plus sur les maladies cardiaques si vous ne savez pas qu'elles représentent un danger aussi important. Et vous pourriez différer de commencer à prendre des précautions pour réduire votre risque.

Selon une étude, seulement 50 % des femmes de moins de 55 ans qui ont subi une crise cardiaque pensaient qu'elles étaient à risque avant l'événement. Pourtant, plusieurs facteurs de risque existaient pour ces mêmes dames. Ils étaient simplement ignorants.

L'inconfort thoracique sévère qui est un signe traditionnel d'une crise cardiaque chez les hommes n'affecte pas beaucoup de femmes. Certains rapportent se sentir essoufflés ou vidés de toute énergie. D'autres symptômes inhabituels comprennent des nausées ainsi qu'une gêne dans les épaules, le cou et l'abdomen.

Dans une étude, des femmes ont décrit une fatigue intense et des troubles du sommeil jusqu'à deux mois avant d'avoir une crise cardiaque.

Seulement environ une femme sur huit a ressenti une gêne thoracique lors d'une crise cardiaque, et même alors, elle ne l'a pas caractérisée comme une douleur mais plutôt comme une pression, une douleur ou une oppression.

Certains exemples prouvent que les femmes peuvent souffrir de problèmes cardiaques :

Diabète

Les femmes sont plus susceptibles de développer une maladie cardiaque que les hommes, peut-être parce que les femmes atteintes de diabète sont plus susceptibles d'être affectées par des facteurs de risque supplémentaires tels que l'obésité, l'hypertension et l'hypercholestérolémie.

Le diabète nie le fait que les femmes contractent généralement une maladie cardiaque 10 ans plus tard que les hommes. Le diabète double le risque d'une deuxième crise cardiaque et augmente le risque d'insuffisance cardiaque chez les femmes qui ont déjà subi une crise cardiaque.

Tabagisme

Le tabagisme augmente le risque de crise cardiaque chez les femmes plus que chez les hommes. De plus, les femmes sont moins susceptibles de réussir à arrêter et celles qui le font sont plus susceptibles de rechuter.

De plus, les femmes pourraient ne pas trouver le remplacement de la nicotine aussi utile, et puisque la période menstruelle a un impact sur les symptômes du sevrage de la cigarette, elles peuvent avoir des résultats inégaux avec les médicaments anti-tabac.

Trouble Métabolique

Cet ensemble de problèmes de santé, qui comprend un grand tour de taille, une hypertension artérielle, une intolérance au glucose, un faible cholestérol à lipoprotéines de haute densité et des triglycérides élevés, augmente votre risque de diabète, de maladie cardiaque et d'accident vasculaire cérébral.

Selon les recherches, le syndrome métabolique est le principal facteur de risque pour les femmes qui subissent une crise cardiaque à un très jeune âge.

Chez les patients subissant un pontage, le syndrome métabolique a augmenté le risque de décès dans les huit ans pour les femmes plus que pour les hommes.

Lipide dans le Sang

L'œstrogène naturel d'une femme aide à la protéger contre les maladies cardiaques avant la ménopause en augmentant le (bon) cholestérol à lipoprotéines de haute densité et en abaissant le (mauvais) cholestérol à lipoprotéines de basse densité.

Les femmes avaient un taux de cholestérol global plus élevé que les hommes après la ménopause. Cependant, cela peut ne pas expliquer entièrement l'augmentation brutale du risque de maladie cardiaque après la ménopause.

L'augmentation des triglycérides est un facteur important du risque cardiovasculaire chez les femmes. Le risque de mourir d'une maladie cardiaque chez les femmes de plus de 65 ans ne semble être augmenté que par une faible teneur en lipoprotéines de haute densité et des triglycérides élevés.

En quoi le Système Cardiovasculaire des Hommes et des Femmes diffère-t-il ?

De nombreuses variations liées au sexe dans le système cardiovasculaire ont été découvertes par des chercheurs. Ces variations subtiles, qui se produisent fréquemment au niveau microscopique, peuvent avoir un impact sur la façon dont les hommes et les femmes développent une maladie cardiaque. Plusieurs cas incluent :

Numération sanguine : Les globules rouges sont plus petits chez les femmes. Les femmes sont donc moins capables d'absorber ou de transporter autant d'oxygène à la fois.

Hormones : Contrairement à la testostérone chez les hommes, les œstrogènes et la progestérone prédominent chez les femmes. De nombreux éléments du bien-être cardiaque et de la santé globale peuvent être affectés par ces hormones.

Anatomie : Le cœur et les vaisseaux sanguins des femmes sont plus petits. De plus, les parois de leurs ventricules sont plus minces.

Modifications du système cardiovasculaire : les femmes sont plus touchées que les hommes par les changements d'altitude ou de posture corporelle (comme se lever rapidement après s'être allongées). Les baisses intenses de la pression artérielle ou les évanouissements sont plus fréquents chez les femmes.

Chapitre Quatre

Comment Fonctionnent les Régimes Alcalins ?

Tous les fluides et tissus biologiques ont un pH étroitement contrôlé dans une plage très étroite.

Chaque type de cellule, de tissu et d'organe, y compris le sang, les muscles et l'estomac, a un certain niveau de pH optimal. L'équilibre acide-alcalin ou l'homéostasie acide-alcalin est le processus consistant à maintenir les niveaux de pH dans une certaine plage.

Les aliments alcalins ont un effet tonique sur le corps. L'acidité du sang est équilibrée par des repas alcalins, qui donnent au corps une bouffée d'air frais et aident le corps à se régénérer et à réparer les cellules endommagées.

L'oxydation cellulaire plus rapide causée par les aliments riches en acides produit des bombes acides qui circulent dans le sang et causent des ravages dans le corps.

Les régimes alcalins sont ceux qui interdisent totalement tout aliment contenant des acides. Ils sont parfois appelés "repas électriques" car ils aident la capacité naturelle du corps à s'auto-réparer. Ils existent simplement naturellement; ils ne sont pas modifiés, hybridés ou exposés à des radiations.

L'absorption accrue de fer, de cuivre et d'autres vitamines et minéraux essentiels qui soutiennent le système immunitaire est rendue possible par les aliments alcalins.

Ce sont des aliments qui augmentent l'alcalinité de votre sang, ce qui protège contre les maladies et les infections, car de nombreuses bactéries préfèrent vivre dans un environnement acide.

Le maintien de niveaux de pH sanguin appropriés peut être facilité en identifiant les repas qui ont un effet alcalinisant sur le corps.

L'expression «régime alcalin» décrit un régime alimentaire qui met l'accent sur la fourniture au corps des nutriments et de la nourriture dont il a besoin pour être en bonne santé, actif et dynamique.

Les personnes qui ont une immunité plus forte, plus d'énergie et une gêne réduite bénéficient d'un meilleur équilibre acido-basique dans leur corps.

Les régimes alcalins ont amélioré la santé des os en réduisant l'ostéoporose et les douleurs arthritiques, la digestion et l'inconfort gastro-intestinal dû aux ulcères, aux problèmes intestinaux et au reflux acide, en augmentant l'absorption des nutriments et en améliorant la désintoxication en équilibrant l'équilibre du pH du corps.

Les humains peuvent se remettre de n'importe quelle maladie chronique lorsque leur sang a un "pH normal ou légèrement alcalin".

Quels Avantages un Régime Alcalin Peut-Il Apporter ?

Les avantages d'un régime alcalin comprennent:

- Il est extrêmement faible en gras, ce qui protège contre les maladies cardiaques et autres problèmes cardiaques.
- Sans cholestérol.

- Il est dépourvu d'alcool.

- Il prévient et traite le cancer.

- Prévient et traite les AVC.

- Traitement et prévention du virus de l'herpès simplex

- Réduit et prévient l'hypertension artérielle.

- Il a une très faible teneur en graisses saturées, ce qui réduit le risque de développer des problèmes cardiaques importants.

- Il n'y a pas de sucre raffiné.

- Le diabète est traité et prévenu.

- Assurez-vous que la majorité des participants au programme perdent du poids.

Quels Aliments devriez-vous éviter avec un Régime Alcalin ?

Un plan de régime alcalin complet renonce à de nombreux éléments qui ne sont pas naturellement acides. La majeure partie de la nourriture que vous consommez a une acidité élevée, ce qui entrave la capacité du corps à guérir et à récupérer. Avec un régime alcalin, vous ne pouvez pas manger :

- Boissons alcoolisées.

- Soja et produits à base de soja.

- Maïs.

- Produits laitiers.

- Sucre.

- Viande de volaille.

- Suppléments vitaminiques et minéraux dans les aliments

- Ail.

- Fruits cultivés avec des organismes génétiquement modifiés.

- Poisson et fruits de mer.

- Couleurs et saveurs.

- Une variété de viandes.

- Œufs.

- Aliments préparés

- Conserves de fruits.

- Fruits sans pépins.

- Aliments contenant de la levure chimique ou d'autres substances, comme la levure.

- Blé.

- Repas rapides.

- Les plantes génétiquement modifiées.

Comment se Débarrasser des Substances Pathogènes et Prévenir les Symptômes

Nous devons d'abord apprendre à "supprimer la cause" car la majorité des affections débilitantes se sont développées à la suite de toxines autogénérées causées par des repas non digérés.

Cela suggère seulement que nous devrions arrêter de manger des "repas acidifiants", qui rendent nos tissus corporels acides et altèrent la capacité de nos cellules à absorber l'oxygène.

La principale cause sous-jacente de la majorité des affections est l'alimentation acide. Nous devons d'abord comprendre les principes de la façon de l'accomplir afin de traiter la racine du problème et ses symptômes.

Les cellules corporelles toxiques de mauvaise qualité affaiblissent la capacité de votre système immunitaire à se protéger et à se défendre contre toutes les causes et situations de maladie; comprendre comment traiter ces raisons vous aidera à éviter cela.

Apprenez à manger des aliments alcalins, arrêtez de manger des aliments qui causent de l'acidité et vivez une vie sans toxines.

Quelques Fruits et Légumes Alcalins qui Peuvent Vous Aider

Légumes Alcalins

Arame, Sauvage Roquette, Tomate Cerise et Prune, Concombre, Wakame, Laitue sauf l'Iceberg, Nori, Cresson, Tomatillo, Feuilles de Navet, Oignons, Courge, Okra, Hijiki, Pourpier, Verdolaga, Avocat, Izote fleur et feuille, Kale , Champignons sauf Shitake, Poivron, Chayotte, Courgette, Nopales, Olives, Dulse, Haricots Garbanzo, Pissenlit Vert et Amarante.

Fruits Alcalins

Noix de coco en gelée molle, papayes, melons, figues, raisins, sups aigres, pruneaux, bananes, pommes, poires, citrons verts, figue de barbarie, cerises, orange, groseilles, raisins, pêches, prunes, mangue, baies, dattes et cantaloup.

Grains Alcalins

Fonio, seigle tef, kamut, amarante, quinoa, riz sauvage et épeautre.

Épices et Assaisonnements Alcalins

Aneth, roucou, habanero, sauge, sarriette, basilic, thym, clous de girofle de cayenne, poudre d'oignon, basilic doux, sel de mer pur, origan, algues granulées en poudre et estragon.

Herbes Alcalines

Camomille, Fenouil, Framboise Rouge, Sureau & Aneth Tila, Poudre d'Oignon, Basilic, Cayenne, Gingembre, Bardane, Origan… et bien d'autres.

Chapitre Cinq

Maladies Cardiaques et Approche Thérapeutique

Il existe différentes méthodes traditionnelles utilisées dans le traitement des problèmes cardiaques car il existe différents types de problèmes cardiaques ayant des causes différentes.

Au cours de la rédaction de ce livre, je vous montrerai différentes méthodes telles que l'utilisation d'herbes alcalines thérapeutiques, l'emploi de la physiothérapie en particulier pour les patients victimes d'AVC et la consommation de régimes curatifs contenant une quantité réduite de graisses, de cholestérol et d'acide.

La première étape de ce traitement est la désintoxication. Detox aide le corps à se débarrasser des substances (telles que les dépôts graisseux, les toxines, l'excès d'acide… et plus) qui s'accumulent dans le corps.

Les herbes qui peuvent être utilisées pour la désintoxication sont :

Racine d'ortie piquante, plante de nopal, plante de mousse de mer, baie de sureau, feuille de tilleul et racine de bardane.

Prenez soin de bien nettoyer cette plante sous l'eau courante après la cueillette. Pour les sécher, placez-les en plein soleil.

Préparation des Herbes

- Assurez-vous que les plantes sont complètement sèches avant de les stocker dans un récipient sec et stérile.

- Broyez-les en une poudre fine.

- Mélangez une cuillère à soupe de chacune des herbes ci-dessus avec deux verres d'eau alcaline ou de source.

- Placez-le près d'une source de chaleur et attendez qu'il bout.

- Après trois minutes d'ébullition, ou lorsque vous voyez les phytoconstituants commencer à émerger et que la couleur de l'eau a changé, retirez du feu.

- Retirez simplement l'herbe du feu et laissez-la refroidir pendant quelques minutes avant de la consommer, bien qu'il soit idéal de consommer des herbes chaudes pour réduire l'amertume.

- Une tasse de l'herbe doit être prise le matin et le soir pendant deux semaines.

Tout au long de ce processus, vous pouvez également manger une large gamme d'autres fruits et légumes, notamment de la pastèque, des baies, des champignons, des courgettes, des cactus et des légumes-feuilles. Des choix supplémentaires incluent du jus de tamarin et de l'eau. Vous n'êtes pas obligé de manger des repas solides pendant ces deux semaines de détox, même s'ils figurent sur les listes de régimes. Les céréales, les noix et les graines ne sont pas des aliments autorisés. Lorsque le processus de durcissement est terminé, vous pouvez les consommer.

Avantages des Herbes Détoxifiantes Alcalines

Les herbes susmentionnées aident le corps dans les tâches suivantes :

- Rajeunissement du corps.
- Enlevez les poisons des déchets corporels.

- Élimine l'excès de graisse corporelle.
- Les cellules du corps prolifèrent.
- Stimule et purifie le sang.

Problèmes Cardiaques Traités avec des Herbes Thérapeutiques Alcalines

Depuis l'aube de la civilisation, les herbes ont été utilisées comme médicaments. Les patients souffrant d'insuffisance cardiaque congestive, d'hypertension systolique, d'angine de poitrine, d'athérosclérose, d'insuffisance cérébrale, d'insuffisance veineuse, d'arythmie… et plus encore ont tous bénéficié d'une phytothérapie pour les maladies cardiovasculaires.

Cependant, bon nombre des médicaments à base de plantes actuellement utilisés n'ont pas fait l'objet d'une évaluation scientifique approfondie, et certains pourraient avoir des conséquences néfastes importantes et des interactions médicamenteuses importantes.

Les herbes ont toujours joué un rôle important dans la société et ont été très appréciées pour leurs bienfaits thérapeutiques. La digitoxine de Digitalis purpurea (digitale), la salicine (la source d'aspirine) de Salix alba (écorce de saule) et la réserpine de Rauwolfia serpentina (racine de serpent), l'éphédrine d'Ephedra sinica (ma-huang), pour n'en nommer que quelques-unes, ne sont que quelques-unes. exemples des nombreuses contributions apportées par la phytothérapie aux préparations médicamenteuses commerciales produites aujourd'hui.

Herbes Pour le Traitement de l'angine
Aubépine (espèce Crataegus)

Une variété d'espèces de Crataegus, y compris Crataegus oxyacantha, Crataegus monogyna et Crataegus pinnatifida en Occident et Crataegus pinnatifida en Chine, sont collectivement appelées Crataegus aubépine.

Ce nom a été reconnu dans la littérature contemporaine sur les herbes comme un tonique vital pour le système cardiovasculaire qui est particulièrement utile pour l'angine de poitrine.

Les procyanines oligomères, les flavonoïdes et les catéchines ne sont que quelques-uns des composés physiologiquement actifs présents dans les feuilles, les fleurs et les fruits de Crataegus. Selon des recherches récentes, l'extrait de Crataegus peut supprimer la production de thromboxane et possède des qualités antioxydantes.

De plus, lorsque les rats reçoivent un régime hyperlipidémique, l'extrait de Crataegus contrecarre l'augmentation des taux de cholestérol, de triglycérides et de phospholipides dans les lipoprotéines de basse densité et les lipoprotéines de très basse densité ; cela suggère qu'il peut ralentir le développement de l'athérosclérose.

De plus, Crataegus réduit l'accumulation de cholestérol dans le foie en accélérant la conversion du cholestérol en acides biliaires et en inhibant la production de cholestérol.

Une autre étude a révélé que de fortes doses d'extrait de Crataegus ont des effets cardioprotecteurs sur les cœurs ischémiques reperfusés sans augmenter le flux sanguin coronaire.

En bref, Crataegus a un impact hypotenseur modeste, améliore la perfusion coronarienne, inhibe l'athérogenèse et a des effets à la fois inotropes positifs et chronotropes négatifs.

Un extrait de Crataegus a été montré dans une recherche pour améliorer de manière significative la fonction cardiaque chez les personnes atteintes d'insuffisance cardiaque de classe II de la New York Heart Association. La pression artérielle systolique divisée par la fréquence cardiaque était les principaux paramètres d'analyse de l'étude.

L'aubépine n'a pratiquement aucune conséquence négative. En fait, Crataegus a un risque arythmogène possiblement plus faible que d'autres médicaments inotropes comme l'épinéphrine, l'amrinone, la milrinone et la digoxine car il peut allonger la période réfractaire effective, alors que les autres traitements raccourcissent tous ce paramètre.

Salvia miltiorrhiza

Salvia miltiorrhiza (dan-shen), originaire de Chine et proche cousine de la sauge occidentale Salvia officinalis La racine de S miltiorrhiza est un stimulant sédatif, rafraîchissant et circulatoire utilisé dans la médecine traditionnelle chinoise.

Il a été démontré que la Salvia miltiorrhiza élargit les artères coronaires à toutes les doses, tout comme le P notoginseng, ce qui suggère qu'elle peut être bénéfique en tant que médicament anti-angineux.

De plus, selon sa concentration, le S miltiorrhize a un effet variable sur les autres artères, ce qui le rend moins susceptible d'être efficace dans le traitement de l'hypertension.

Sur myocarde ischémique, Salvia miltiorrhiza semble avoir un effet protecteur, accélérant la restauration de la force contractile après réoxygénation.

En raison de ses propriétés de piégeage des radicaux libres, il a récemment été démontré que S miltiorrhiza protège les membranes mitochondriales cardiaques contre les dommages d'ischémie-reperfusion et la peroxydation des lipides.

Herbes Pour le Traitement de L'athérosclérose

Ail (*Allium sativum*)

L'ail (Allium sativum) a longtemps été prisé pour ses qualités thérapeutiques en plus de son utilisation dans les repas. Un remède naturel qui a été étudié plus en profondeur par la communauté scientifique est l'ail.

L'utilisation de l'ail pour réduire l'athérosclérose a suscité beaucoup d'attention au cours des dernières décennies. Il a été démontré que l'ail a plusieurs avantages cardiovasculaires positifs, tout comme la plupart des autres remèdes à base de plantes mentionnés précédemment.

Ces avantages, qui comprennent la diminution de la pression artérielle, la prévention de l'agrégation plaquettaire, l'amélioration de l'activité fibrinolytique, la diminution des taux sériques de cholestérol et de triglycérides et la préservation des caractéristiques élastiques de l'aorte, ont été démontrés dans plusieurs études.

Il a été démontré que la consommation de quantités substantielles d'ail frais (0,25 à 1,0 g/kg, soit environ 5 à 20 gousses de taille moyenne de 4 g chez une personne pesant 78,7 kg) entraîne les avantages positifs indiqués ci-dessus.

De plus, les effets hypotenseurs de l'ail chez les personnes hypertendues ont été étudiés.

L'utilisation modérée de l'ail a peu d'effets négatifs autres qu'une odeur sur l'haleine et le corps. Cependant, manger plus de cinq clous de girofle par jour peut provoquer des brûlures d'estomac, des flatulences et d'autres problèmes gastro-intestinaux. L'ail a été associé à des réactions allergiques chez certaines personnes, le plus souvent des dermatites de contact allergiques.

Maladie Vasculaire Périphérique et Cérébrale
Ginkgo biloba (arbre de maidenhair)

Le Ginkgo biloba (arbre de maidenhair), qui existe depuis plus de 200 millions d'années, semble avoir été épargné de l'extinction par l'homme puisqu'il est toujours vivant dans les jardins des temples d'Extrême-Orient alors qu'il est éteint en Occident depuis des millénaires. En 1730, il fut ramené en Europe et devint rapidement un arbre décoratif populaire.

L'extrait de G. biloba contient au moins deux catégories de constituants qui ont des effets pharmacologiques positifs. Les flavonoïdes agissent comme des piégeurs de radicaux libres et diminuent la perméabilité et la fragilité capillaires. Sans influencer de manière significative la pression artérielle, les terpènes (c'est-à-dire les ginkgolides) bloquent le facteur d'activation plaquettaire, diminuent la résistance vasculaire et améliorent le flux circulatoire.

Il est utilisé pour traiter l'insuffisance cérébrale et son impact sur les vertiges, les acouphènes, la mémoire et l'humeur, selon une étude. De plus, il semble être efficace dans le traitement des troubles vasculaires périphériques, tels que la claudication intermittente et la rétinopathie diabétique.

Selon une étude, il peut réduire considérablement l'ischémie dans les muscles pendant l'exercice, comme l'indique la pression partielle d'oxygène transcutanée. Il peut être bénéfique dans le traitement de la claudication intermittente et de la maladie artérielle périphérique au sens large en raison de son activité anti-ischémique rapide.

Herbes pour le Traitement de l'hypertension
***Rauwolfia serpentina* (racine de serpent)**

La médecine ayurvédique hindoue utilise depuis longtemps la racine de R serpentina (racine de serpent), la source naturelle de l'alcaloïde réserpine.

La racine de R. serpentina a été utilisée à l'origine pour traiter l'hypertension et les psychoses en 1931, selon la littérature indienne.

L'un des premiers médicaments à être largement utilisés pour traiter l'hypertension systémique a été la réserpine. Il agit en empêchant de manière permanente les amines biogènes (telles que la noradrénaline, la dopamine et la sérotonine) de pénétrer dans les vésicules de stockage des neurones adrénergiques centraux et périphériques, laissant les catécholamines vulnérables à la dégradation par la monoamine oxydase intraneuronale dans le cytoplasme.

En réduisant le débit cardiaque, la résistance vasculaire périphérique, la fréquence cardiaque et la production de rénine, la réserpine réduit la tension artérielle. L'utilisation de la réserpine a diminué en raison du développement de médicaments antihypertenseurs alternatifs avec moins d'effets secondaires sur le système nerveux central.

La réserpine doit être prise par voie orale une fois par jour à des doses de 0,25 mg ou moins, voire 0,05 mg lorsqu'elle est associée à un diurétique. La dose adulte typique utilisant la racine entière est de 50 à 200 mg/j administrée une fois par jour ou en deux doses séparées.

L'utilisation des alcaloïdes de Rauwolfia n'est pas conseillée chez les personnes qui y ont déjà montré une sensibilité, qui ont des antécédents de maladie mentale, en particulier s'ils ont des pensées suicidaires, une colite ulcéreuse active ou un ulcère peptique, ou qui subissent un traitement électroconvulsif.

La sédation et l'incapacité à se concentrer et à gérer des activités difficiles sont les effets secondaires les plus fréquents. L'utilisation de la réserpine doit être arrêtée au premier symptôme de dépression car elle peut créer une dépression mentale, qui peut parfois conduire au suicide.

D'autres herbes pour l'hypertension sont:

je. Plante à fleurs à la main (Flor de Manita).

ii. Les feuilles de pissenlit.

iii. Racine de bardane.

iv. Plante de seigle.

Fleur à main (Flor de Manita)

La plante mexicaine connue sous le nom de "plante à fleurs de la main" ou "Flor de Manita" est principalement utilisée pour traiter les affections cardiaques. L'hypotension et l'hypertension artérielle peuvent être traitées efficacement avec cette herbe. Cela indique qu'il a un composant très efficace qui peut maintenir les niveaux de pression artérielle.

Avec l'utilisation de cette herbe, le taux de cholestérol sanguin est maintenu et il aide également au traitement des problèmes de santé cardiovasculaire.

Pissenlit Vert

Le pissenlit est naturellement diurétique, ce qui signifie qu'il améliore à la fois la fréquence et la qualité des mictions. En conséquence, il aide à réduire la pression artérielle. Cela est dû au fait qu'uriner est l'un des meilleurs moyens d'abaisser la tension artérielle.

Racine de Bardane

Bien qu'il ne soit pas bien reconnu, le thé de bardane peut abaisser les niveaux de tension artérielle. Des niveaux élevés de potassium dans la bardane aident à détendre les veines et les artères et à soulager le stress dans le cœur et le système circulatoire.

En conséquence, il aide à réduire le risque de crises cardiaques, d'accidents vasculaires cérébraux, d'athérosclérose (une condition dans laquelle la plaque s'accumule à l'intérieur des artères) et de nombreux autres problèmes cardiovasculaires.

Plant de Seigle

La plante de seigle est une herbe bien connue pour la santé du cœur qui peut être consommée régulièrement. Le magnésium, qui favorise la santé cardiaque et contrôle la tension artérielle, y est abondant. De plus, il contient beaucoup de fibres solubles, ce qui aide à réduire le cholestérol.

Préparation des Herbes et Dosages

- Rincez chaque plante individuellement pour enlever toute saleté.

- Une fois les herbes séchées, réduisez-les en poudre.

- Placez-les dans divers contenants à couvercle pour les protéger de l'humidité.

- Mélangez 3 à 4 tasses d'eau alcaline ou de source avec une demi-cuillère à café de chacune des herbes.

- Placer dans votre casserole et porter à ébullition pendant quatre à cinq minutes.

- Assurez-vous que le contenu est vidé dans l'eau avant de le retirer du feu ; cela entraînera un changement dans la couleur de l'eau.

- Éteignez le feu et laissez refroidir.

- Égoutter les aliments avant de manger.

- Jusqu'à ce que vous soyez complètement guéri, ces herbes doivent être prises le matin et le soir.

Solution de Physiothérapie pour les Problèmes Cardiaques

La physiothérapie est une branche de la médecine alternative qui utilise la manipulation physique pour améliorer la mobilité, la fonction et le bien-être général d'un patient.

La réadaptation physique, la prévention des blessures, la santé et la forme physique sont tous des avantages de la physiothérapie. Les physiothérapeutes vous engagent dans votre propre guérison.

Lorsqu'elle est associée à des soins médicaux réguliers, la kinésithérapie respiratoire réussit mieux que les soins médicaux seuls à réduire l'inconfort et la dyspnée et à éliminer les sécrétions thoraciques.

Lorsqu'il est combiné avec un traitement médical, le bénéfice estimé des programmes de réadaptation cardiaque chez les patients atteints de maladies cardiovasculaires est environ deux fois plus élevé que lorsque le traitement médical est utilisé uniquement.

Les physiothérapeutes utilisaient couramment l'approche manuelle et le drainage postural; cependant, on pense que les patients atteints de maladies cardiovasculaires graves ont une réaction indésirable relative au drainage postural tête en bas. Chez un adulte en bonne santé, une brève séance de drainage postural tête en bas à 30 degrés peut réduire la fréquence cardiaque, la pression artérielle moyenne et la durée diastolique.

Ce qui suit peut être fait par un physiothérapeute :

- Exercices de respiration par respiration à pression positive intermittente : Tout effet négatif à ce stade est soigneusement observé puisque les exercices de respiration favorisent le retour veineux et que la respiration à pression positive intermittente diminue le retour veineux.

- Le massage des mollets pour diminuer le risque de thrombose veineuse profonde.

- Relaxation auto-induite pour diminuer la tension émotionnelle.

- Jeu de jambes imprudent. (Un mouvement vigoureux du pied est fortement recommandé). La première thérapie devrait être assis avec assistance.

Les exercices énumérés ci-dessous sont effectués en position assise avec assistance.

- Chaque pied est activement en adduction et en abduction.

- Flexion et extension actives du pied.

- La flexion et l'extension de chaque jambe.

Les prochains exercices se font en position couchée. Dans le travail cardiaque, la position allongée est une amélioration par rapport à la position assise car cela augmente le retour veineux.

- Allongez-vous sur le côté. Coincement des jambes
- Souvent mentir. Allongement des jambes
- Allongé en décubitus dorsal. Chaque genou contracte son quadriceps.

En plus des exercices susmentionnés, qui sont effectués quotidiennement pendant une semaine, le patient peut s'asseoir dans son lit pendant environ une demi-heure et utiliser un fauteuil roulant pour aller aux toilettes.

Deux personnes doivent soulever les patients dans et hors des lits. On pense que le débit cardiaque augmente d'environ 40 % lorsque le lever du lit demande un effort.

- Vous pouvez passer jusqu'à deux heures assis dans votre lit.
- Le patient est autorisé à se déplacer autour du lit.

- Le patient est libre de se déplacer dans l'espace de la chambre

- Le patient peut se rendre aux toilettes à pied.

Exercice de tour de Taille

1. Tenez-vous droit et incliné vers l'arrière, les pieds écartés et les bras tendus au-dessus de la tête. Six fois, jusqu'à vingt fois.

2. Faites des cercles complets avec le haut du corps en partant des hanches tout en vous tenant droit, les pieds écartés et les mains derrière la nuque. Deux cercles dans un sens, suivis de deux dans l'autre sens. 10 cercles sont ajoutés de chaque côté au fur et à mesure.

Exercice de Respiration

- En position assise, levez la jambe différente six fois. Progressez progressivement jusqu'à 20 fois.

- En position couchée sur le côté, enlevez chaque jambe 10 fois. Progressez progressivement jusqu'à 20 fois.

Régime Alcalin Pour un Cœur Sain

Il existe de nombreux régimes alcalins disponibles qui peuvent vous aider à bien gérer votre cœur. Ces régimes peuvent être préparés avec l'emploi des éléments de la liste des aliments alcalins.

Vous pouvez obtenir certains des régimes alcalins dans mon livre intitulé Dr. Sebi Lung Diseases Alkaline Diet And Herbs (Esther Gbemy) et Natural Alkaline Diets, Water & Medicinal Herbs for Herpes (Esther Gbemy).

Les Références

Edward Nason. An overview of cardiovascular disease and research. WR-467-RS January 2007.

Ezzati, Lopez, Rodgers and Murray (2004) Comparative Quantification of Health Risks: Global and Regional Burden of Disease Attribution to Selected Major Risk Factors, World Health Organisation, Chapter 7.Availableat:http://www.who.int/publications/cra/chapters/volume1 /0391-0496.

Ganjia, Kamannaa and Kashyap (2003) Niacin and cholesterol: role in cardiovascular disease (review), The Journal of Nutritional Biochemistry, 114:6 , 298-305

Rosemary Samios. Physiotherapy In A Coronary Care Unit. School of Physiotherapy Aust. J.. Physiother., XVII, 2, Jnne, 1971.

Smith, Fischer and Sears (2000) "Environmental Tobacco Smoke, Cardiovascular Disease, and the Nonlinear Dose-Response Hypothesis", Toxicological Sciences, 554, 462-472.

www.ingramcontent.com/pod-product-compliance
Lightning Source LLC
Chambersburg PA
CBHW031406160726
47993CB00003B/1128